SI MAMAN N'EST PAS HEUREUSE, PERSONNE N'EST HEUREUX

La Grossesse Et Le Bassin Blessé : Un Guide Pour Les Conjoints Et Les Sages-Femmes

Dr. William J. Ruch

Traduction de Frédéric Bélanger

Droit d'auteur © 2016 Dr William J. Ruch
Tous droits réservés

ISBN-13: 978-1727819540
ISBN-10: 1727819543

Ce livre est dédié aux femmes qui seront bientôt mères et qui ont besoin d'avoir un accouchement en toute sécurité avec le moins de détresse et de douleur possibles...
et à ma mère, sans qui ce livre n'aurait jamais été écrit.

INTRODUCTION

J'ai rencontré le Dr Ruch quand je souffrais de douleur aigüe à la suite d'une blessure au dos. C'était le résultat cumulatif de plus de vingt ans à aider les femmes à accoucher à titre de sage-femme. Après des années de torsions et à soulever des poids, mon corps en ressentait les conséquences. Finalement, ma fille a insisté pour que je vois le Dr Ruch, alors j'y suis allée, m'attendant à peu. Suite à un traitement très tendre, je me suis rendue à ma voiture, clopin-clopant, et je me suis rendue chez moi, ressentant encore de la douleur et me sentant déçue. Je me suis allongée et j'ai pris une sieste. En me réveillant, je me suis levée, et après quelques instants je me suis rendu compte que ma douleur avait disparu. Je me suis étirée, j'ai touché à mes orteils et j'ai pleuré tant j'étais soulagée.

J'ai continué de voir le Dr Ruch et j'ai aussi envoyé mes collègues sages-femmes et médecins le voir. Le Dr. Ruch a travaillé avec moi pour m'aider à prévenir de me blesser de nouveau. Lors de nos conversations il m'a expliqué comment le fait de garder le bassin femelle aligné aide à stabiliser les hanches, les jambes et le dos. Nous avons parlé des différentes façons que la grossesse et l'accouchement changent le bassin des femmes et peut mener à des problèmes de mobilité, de douleur au bassin et d'autres difficultés. Il m'a ensuite montré des manœuvres simples à enseigner à mes clientes ayant de la douleur au bassin, au dos, et aux hanches/jambes pendant leur grossesse. J'en ai fait l'essai et j'ai été réjouie de voir des femmes qui souffraient visiblement en entrant dans mon bureau en ressortir avec un sourire et marchant avec un regain d'énergie.

J'ai dirigé des patientes au Dr Ruch quand elles avaient besoin d'ajustements plus complets. Les commentaires que j'ai reçus étaient étonnants. Des femmes qui étaient sur le seuil de devoir quitter leur travail et d'être déclarées invalides, qui allaient se faire prescrire des narcotiques, ou qui avaient échoué en physiothérapie pouvaient fonctionner et passer le reste de leur grossesse avec peu de douleur ou aucune douleur. Sa méthodologie est solidement fondée sur la science anatomique et physiologique. Elle est non-invasive et elle fonctionne.

J'espère que ceci fera partie non seulement de l'enseignement chiropratique, mais aussi de l'enseignement aux sages-femmes, aux ostéopathes et en médecine. Si souvent, les interventions qui semblent les plus simples ont le plus grand impact sur l'amélioration de la santé. En voici qui devraient rendre maman heureuse!

Sallie P. Hill, MSN, CNM

REMERCIEMENTS

Je tiens à remercier notre mannequin, la maman en rouge. Elle a été très aimable et patiente avec nous.

Je tiens à remercier Zoé et Zora pour leur aide avec la mise en place et l'éclairage. Grâce à elles, le travail au bureau est un plaisir.

Je tiens aussi à remercier Kim Lemoine, qui a rédigé et fait la mise en page de ce livre. Ceci n'aurait pas été possible sans elle.

Finalement, je tiens à remercier la Dre Victoria Nelson pour ses conseils et son soutien.

TABLE DES MATIERES

APERÇU 1

UNE COURTE LEÇON D'ANATOMIE 3

    Désalignement du bassin 6

COMMENCEZ AVEC UNE ÉVALUATION 13

MANŒUVRES POUR RÉALIGNER 19

    Tirer sur la jambe.. 19

    Pousser sur l'os iliaque 20

    Pousser de revers.. 21

RÉÉVALUER..23

THÉRAPEUTIQUE DU BASSIN DE LA FEMME ENCEINTE..27

UNE OU DEUX ANECDOTES..31

APERÇU

Ce court manuel est conçu pour les femmes enceintes ayant souffert des blessures à la ceinture pelvienne et pour les personnes qui les assisteront avant, pendant et après l'accouchement. Il est conçu pour aider les non-spécialistes à évaluer le bassin de la mère et à mettre ce dernier de niveau pour réduire la douleur et le stress de toute blessure antérieure au bassin.

UNE COURTE LEÇON D'ANATOMIE

Chez les adultes, la ceinture pelvienne est un complexe composé de trois os incluant l'os sacrum et les os iliaques droit et gauche. Trois joints unissent les os de la ceinture pelvienne ; les deux articulations sacro-iliaques et la symphyse pubienne *(voir la figure 1)*.

L'os sacrum est la base de la colonne vertébrale et la ceinture pelvienne, dans son ensemble, est l'endroit où une partie substantielle du système musculaire de la colonne vertébrale, des jambes, du thorax et de l'abdomen sont ancrés. Tous les muscles abdominaux, des hanches, des cuisses ainsi que les deux grands muscles du dos commencent à la ceinture pelvienne. Il n'est pas difficile de constater comment un désalignement de la ceinture pelvienne peut affecter certains ou tous ces groupes de muscles, causant leur contraction, les rendant hypertoniques (rigides) ou causant des spasmes. Au cours de mon expérience clinique, la clé pour comprendre la cause de bien des cas de douleur du bas du dos est la perte d'intégrité et d'alignement des trois articulations pelviennes.

Certains des muscles directement impliqués avec le mouvement et l'intégrité de l'articulation sacro-iliaque et de la symphyse pubienne sont illustrés dans les figures 1a et 1b (ainsi que les ligaments). Pour que les os pelviens soient désalignés, les ligaments doivent faire défaut et sont blessés. Les muscles tenteront ensuite de tout tenir en place en se resserrant.

Photo imprimée avec la permission de primalpictures.com

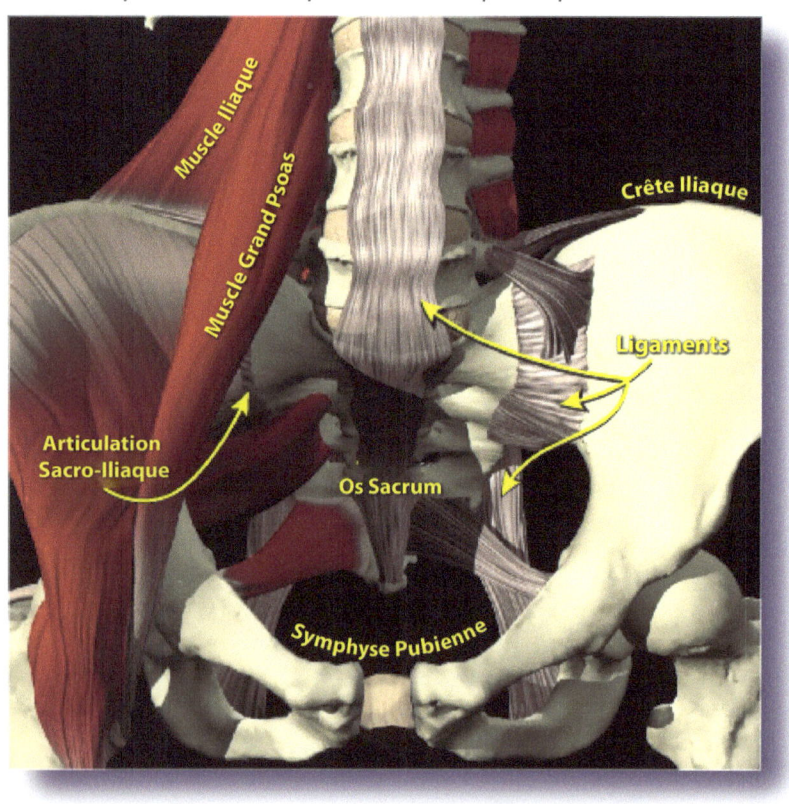

**FIGURE 1a
MUSCLES ET LIGAMENTS DE LA CEINTURE PELVIENNE**

*Les **ligaments** tiennent les os pelviens ensemble. Ils peuvent être blessés lors de chutes et d'accidents causant un désalignement.*

FIGURE 1b
VUE DE CÔTÉ
DU BASSIN

Les épines iliaques antéro-supérieures sont les points avant des crêtes iliaques

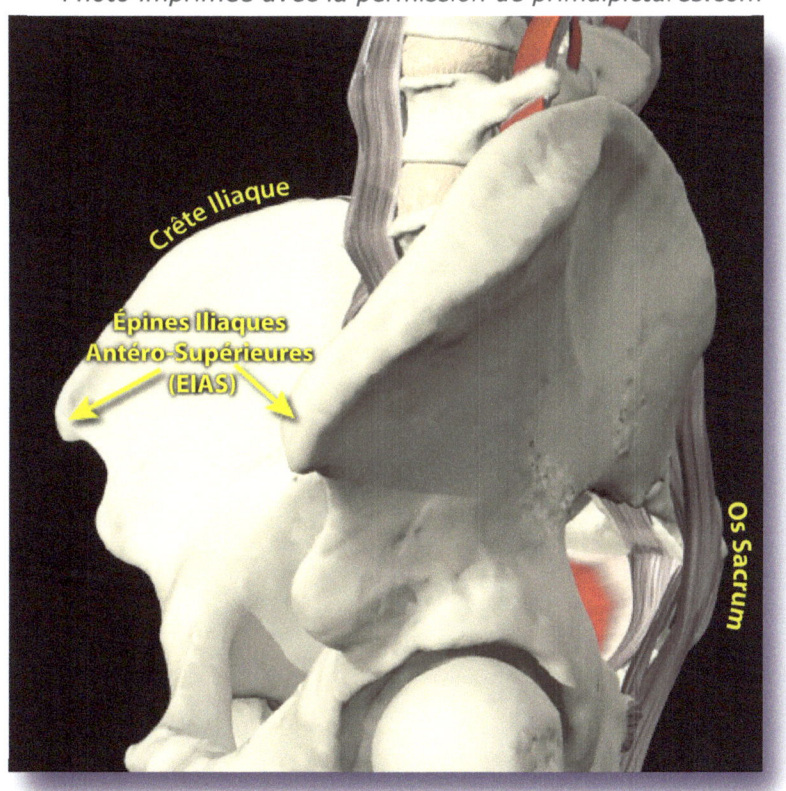

Photo imprimée avec la permission de primalpictures.com

Désalignement du bassin

Le désalignement des os iliaques implique l'articulation sacro-iliaque et la symphyse pubienne et entraînera un effet négatif sur tous les muscles profonds et superficiels de l'abdomen. Les muscles postérieurs (muscles du dos et muscles profonds du bassin) sont aussi affectés. Le muscle grand psoas et le muscle iliaque *(voir la figure 1)* seront recrutés neurologiquement pour garder et protéger les articulations blessées en limitant leur mouvement. Le désalignement peut déplacer les organes abdominaux des origines de leurs nerfs et artères. La détresse musculaire, la douleur et la mobilité limitée ne seront qu'une partie des symptômes cliniques

Le système nerveux

Des détecteurs (ou nerfs) sont intégrés dans les tissus et les articulations du corps. Quand une articulation est blessée ou désalignée, ces détecteurs causent les muscles à entrer en état de garde ou à se contracter pour des périodes prolongées. Ces contractions peuvent être très inconfortables. Puisque tant de muscles importants utilisés couramment sont attachés au bassin, les contractions peuvent être extrêmement douloureuses et la personne atteinte semble être incapable de bouger du tout sans douleur. La symphyse pubienne est au centre du bassin. Quand cette articulation est désalignée, le chaos s'ensuit.

Il est très important de comprendre que les muscles qui gardent (qui sont en spasme) autour de la symphyse pubienne peuvent (comme tout autre muscle) seulement être soulagés en corrigeant le désalignement et en enlevant la détresse de l'articulation. Le système nerveux ne pourra jamais s'adapter aux messages neurologiques venant d'une articulation en détresse – en d'autres mots, une personne souffrant de détresse à une articulation ne s'y habituera jamais puisque leurs muscles se contracteront toujours lorsqu'ils ressentent une articulation désalignée. La pratique habituelle est de prescrire des narcotiques. Cependant les narcotiques ne font que masquer les messages de douleur des blessures. Elles sont une solution temporaire et ne traitent pas la cause du problème.

La mobilité et le désalignement de la ceinture pelvienne prêtent à la controverse ; si cela vous est déjà arrivé, vous comprenez à quel point il peut être frustrant de gérer la douleur et la confusion qui sont impliqués dans le traitement de telles blessures. En tant que chiropraticien, je vois ce type de blessure à chaque heure que je traite les gens. Cependant les gens de la collectivité médicale (même ceux dans ma profession) sont en désaccord et sont confus non seulement sur comment la mobilité est affectée par cette articulation mais ils questionnent aussi si le désalignement des articulations du bassin se produit du tout. La grande majorité de ma profession ignore les articulations antérieures du corps (les côtes), les articulations sternales (clavicules) ainsi que la symphyse pubienne.

Je vais tenter de rendre cette série de procédures de réalignement aussi simple que possible pour la personne fournissant l'aide et aussi confortable que possible pour la patiente. Nous utiliserons une évaluation de la partie antérieure (avant) de son bassin *(voir la figure 2 A)*. La figure montre le devant du bassin et c'est la seule approche que nous utiliserons. Il y a deux points de repère osseux sur la partie avant du bassin : les épines iliaques antéro-supérieures gauche et droite et la symphyse pubienne *(figures 1A et 1B)*.

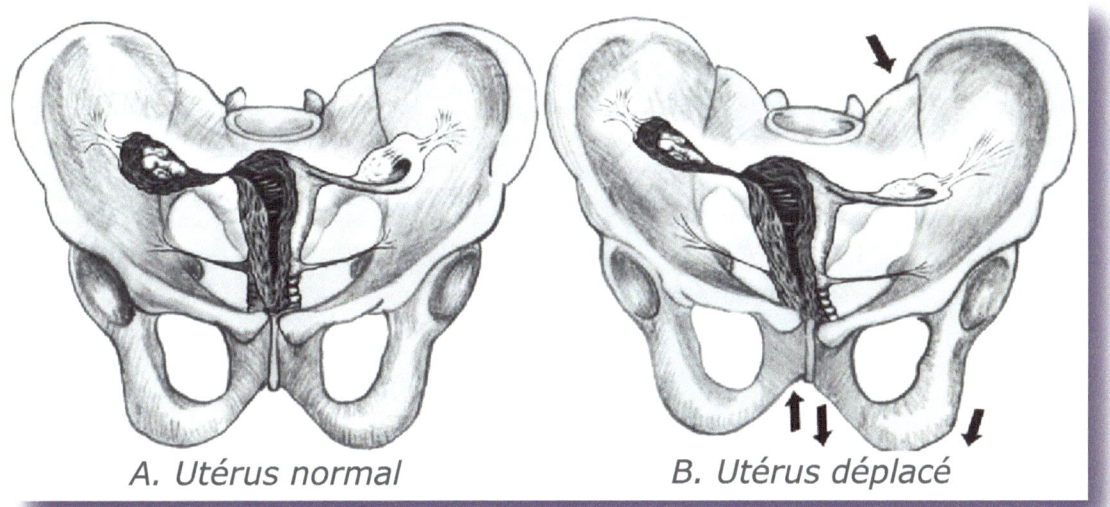

A. Utérus normal   B. Utérus déplacé

FIGURES 2A ET 2B – DÉPLACEMENT DE L'UTÉRUS AVEC UN DÉSALIGNEMENT DU BASSIN

L'utérus se déplacera vers un côté quand les os du bassin se déplacent. Ceci peut être douloureux, incapacitant et peut causer des grossesses difficiles.

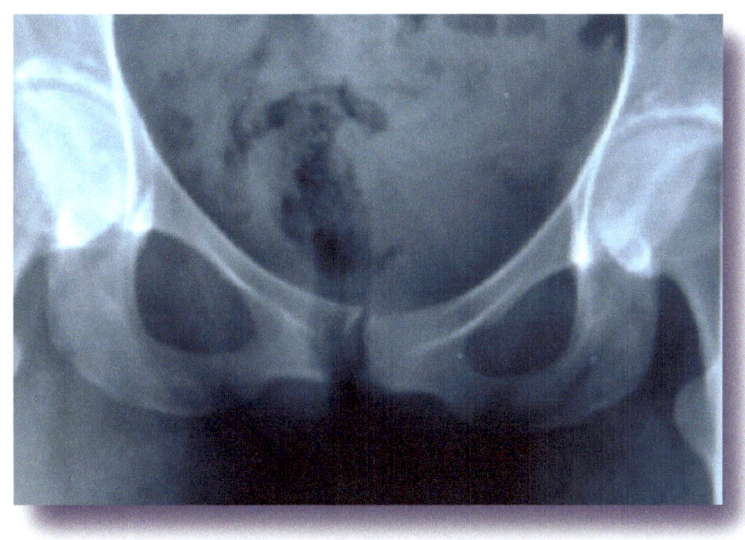

FIGURE 3 IMAGE RADIOLOGIQUE D'UN BASSIN DÉSALIGNÉ AVEC DE L'AIR INJECTÉ À L'INTÉRIEUR DE L'UTÉRUS

Notez l'asymétrie et le désalignement des os pubiens et le déplacement de l'utérus

Le désalignement des articulations pelviennes peut causer plusieurs troubles incluant l'infertilité, des problèmes urogénitaux et des problèmes intestinaux.

Dans le bassin femelle normal, ce large ligament s'étire entre les deux os iliaques, et les ovaires et l'utérus y sont suspendus *(voir la figure 2)*. Ceci change la position des ovaires et de l'utérus dans la cavité abdominale et peut exacerber tout problème préexistant ; l'examen pelvien peut révéler des muscles tendus et sensibles d'un côté et l'utérus tiré d'un côté. *(Voir la figure 3)*

Veuillez noter le déplacement des structures gynécologiques vers la droite et le désalignement pelvien. (Le côté gauche de cette image est le côté droit de l'individu). Veuillez noter le désalignement des os pubiens et l'apparence asymétrique du bas du bassin. Aux stages avancés de la grossesse, ce déplacement, avec un fœtus dans l'utérus, cause le fœtus à s'asseoir ou pousser sur le grand muscle psoas. En ce cas, marcher pourrait être difficile ou impossible. Ce déplacement est responsable pour plusieurs des positions de naissance par le siège. Je crois qu'un pourcentage élevé des pathologies gynécologiques pourrait résulter de traumatismes pelviens non résolus. Il a été démontré cliniquement que la correction du bassin désaligné soulage ou inverse ces affections.

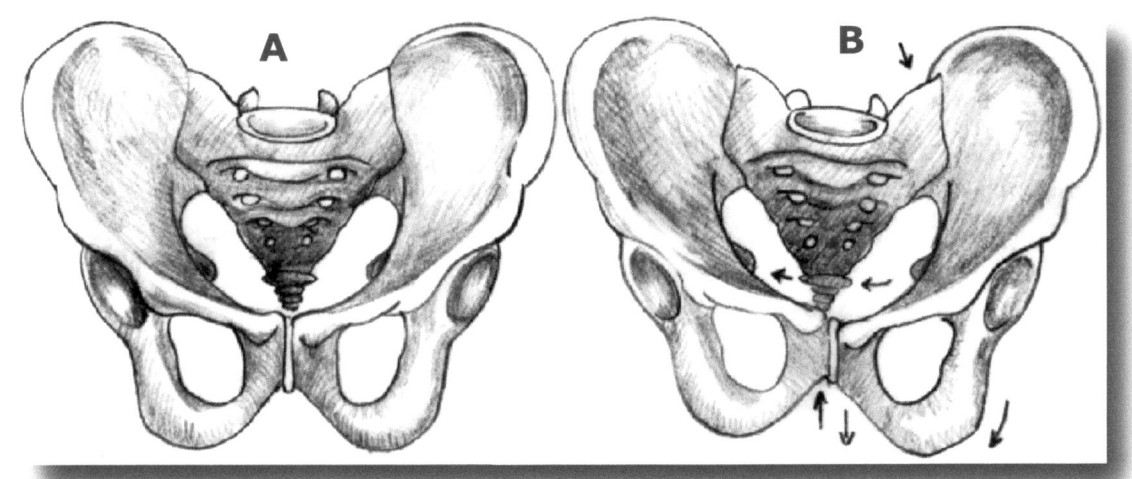

FIGURE 4 A ET 4 B. LE DÉPLACEMENT D'UN OS ILIAQUE VERS LE HAUT EN RELATION À L'AUTRE

La figure 4 A montre un bassin aligné et 4 B montre l'os du bassin déplacé vers le haut. Veuillez noter que le désalignement implique les épines iliaques antéro-supérieures et la crête de chaque os, ce n'est pas uniquement la symphyse pubienne

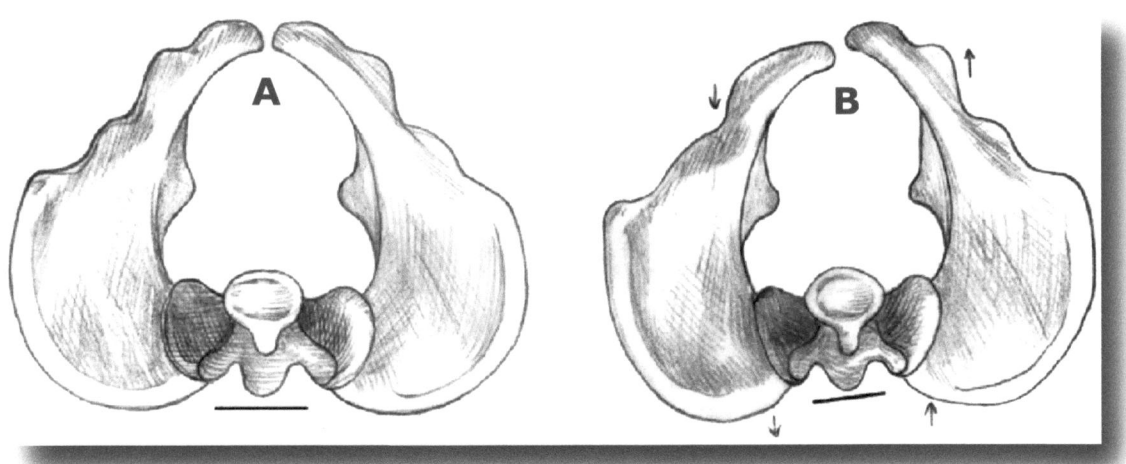

FIGURE 5 A ET 5 B. LE DÉPLACEMENT VERS L'AVANT D'UN OS ILIAQUE EN RELATION À L'AUTRE

Dans la figure 5 A, le bassin est aligné. Dans la figure 5 B l'os iliaque droit est déplacé vers l'avant en relation avec le gauche. Vous pouvez ressentir ce déplacement en touchant le devant du bassin (voir la figure 11).

La grossesse et le bassin nécessitent une attention toute particulière s'il y a une historique de blessure(s) aux articulations pelviennes. Ce protocole est convenable pour le stage avancé de la grossesse quand la détresse peut être considérable, mais peut également être utilisé tout au long de la grossesse. Un déplacement important des os pubiens en relation l'un à l'autre est une source majeure de douleur *(voir les figures 4 A et 4 B à la page précédente)*. **Il est essentiel d'évaluer la configuration du déplacement.**

COMMENCEZ AVEC UNE ÉVALUATION

Couchez la mère sur le dos en position inclinée vers le haut *(voir la figure 6)*. Demandez-lui de trouver ses épines iliaques antéro-supérieures *(voir la figure 7)*. Notez toute asymétrie ou sensibilité au toucher. L'aide devrait vérifier ce que la mère a trouvé *(voir la figure 8)*. Ensuite, demandez à la patiente de trouver sa symphyse pubienne, si elle en est capable. Il est possible qu'elle ne puisse pas la rejoindre. D'une manière ou d'une autre, l'aide devrait palper la symphyse pubienne en commençant aux épines iliaques antéro-supérieures de chaque côté et en balayant les doigts (tout en palpant) sous l'abdomen jusqu'à ce qu'ils rejoignent la ligne centrale. S'il y a une sensibilité ou de la douleur, alors la symphyse pelvienne est surement désalignée, particulièrement si les épines iliaques antéro-supérieures sont asymétriques *(voir la figure 9)*.

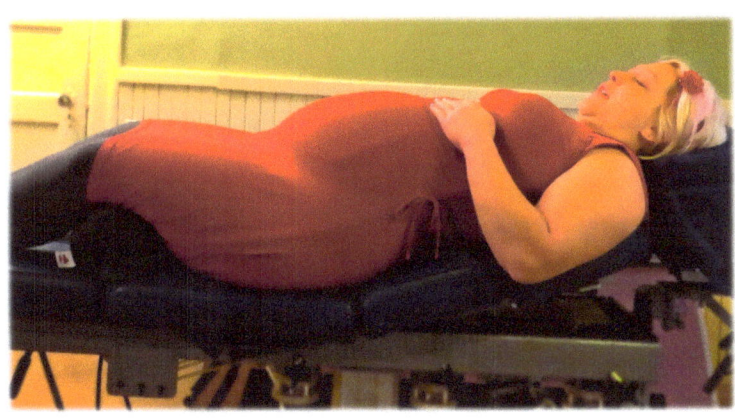

Figure 6 POSITION COUCHÉE

C'est habituellement la position la plus confortable pour la mère (plutôt qu'à plat sur le dos).

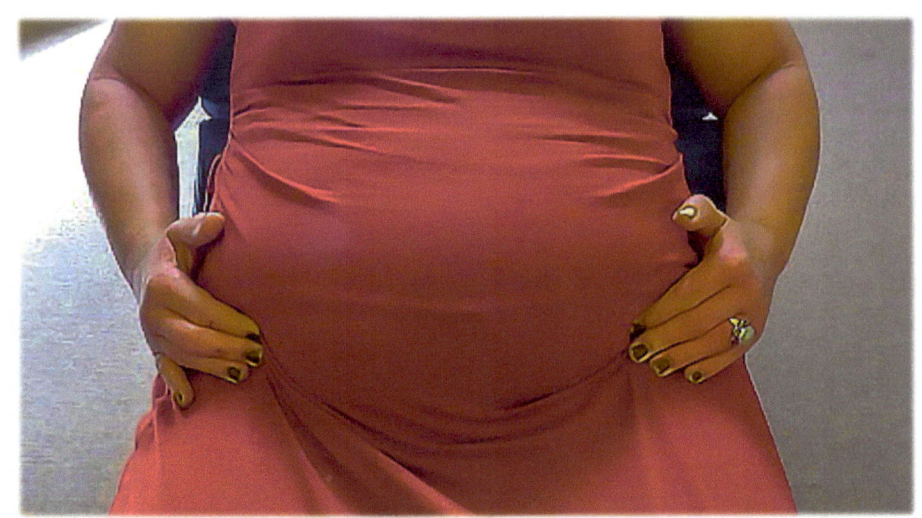

Figure 7 LA MÈRE TROUVE SES ÉPINES ILIAQUES ANTÉRO-SUPÉRIEURES DE CHAQUE CÔTÉ

Demandez à la mère de placer ses doigts sur ses épines iliaques antéro-supérieures de chaque côté et notez toute asymétrie en hauteur et en postériorité. L'épine iliaque antéro-supérieure gauche de cette mère est plus haute et plus postérieure en relation avec le côté droit.

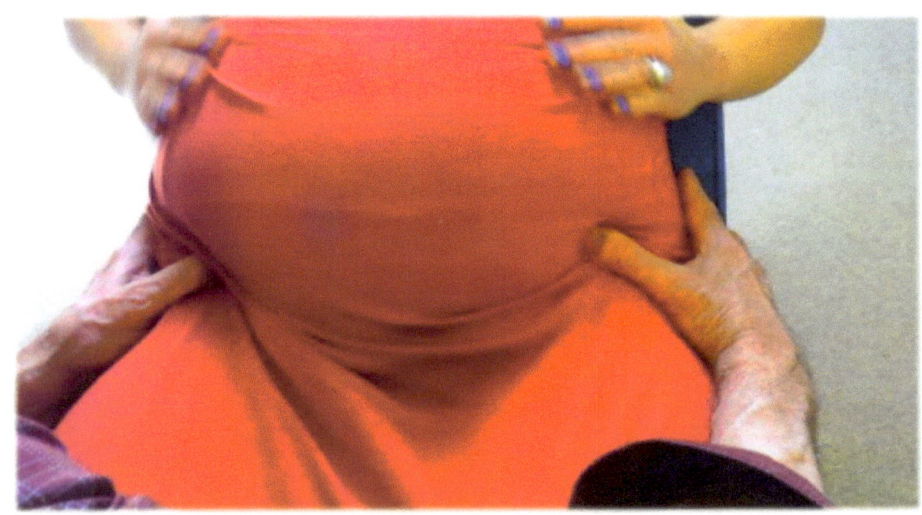

Figure 8 L'AIDE VÉRIFIE LA POSITION DES ÉPINES ILIAQUES ANTÉRO-SUPÉRIEURES DE CHAQUE CÔTÉ

Les pouces de l'aide sont placés sur les épines iliaques antéro-supérieures de chaque côté pour vérifier que l'épine iliaque antéro-supérieure gauche est supérieure (plus haute) et postérieure (plus en arrière) en relation au côté droit.

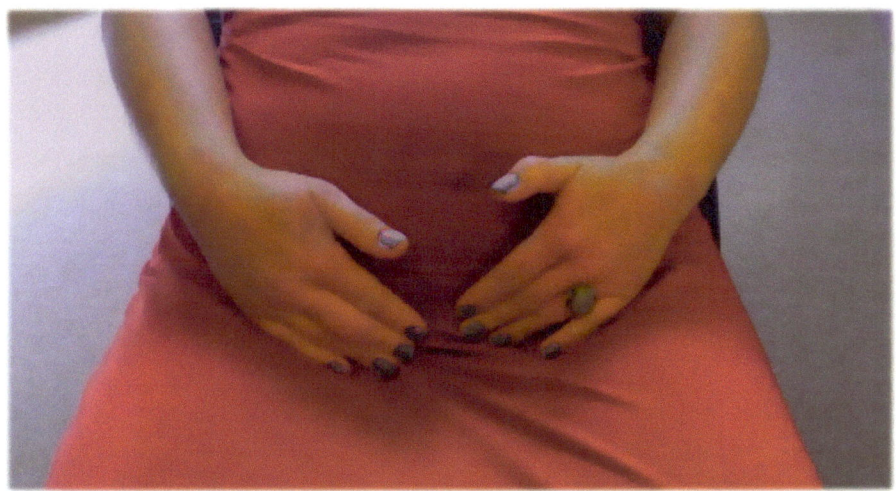

Figure 9 LA MÈRE TOUCHE A LA SURFACE ANTÉRIEURE DE SA SYMPHYSE PELVIENNE

La mère éprouve une douleur notable à la symphyse pelvienne. Veuillez noter la position postérieure ou arrière de sa main gauche.

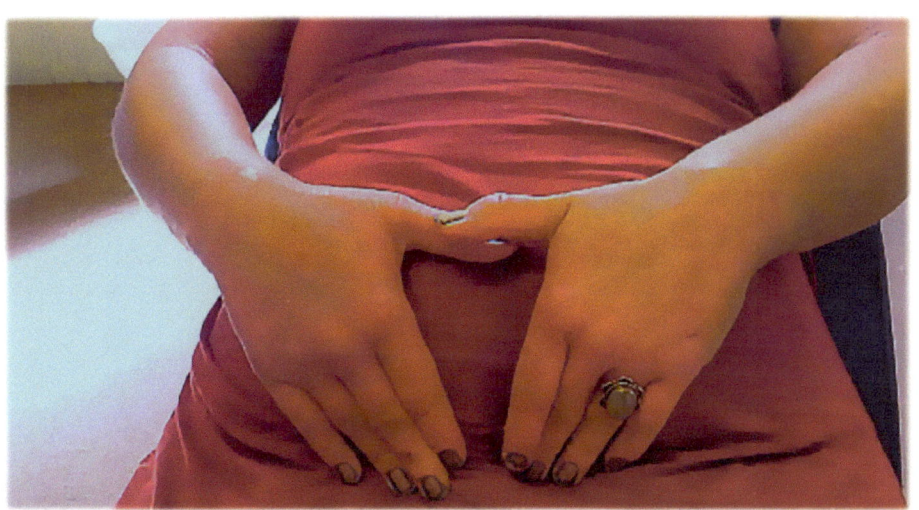

Figure 10 LA MÈRE TOUCHE À LA SURFACE SUPÉRIEURE (PLUS ÉLEVÉE) DE SA SYMPHYSE PELVIENNE

Le déplacement supérieur de l'os iliaque est le plus douloureux et débilitant des déplacements.

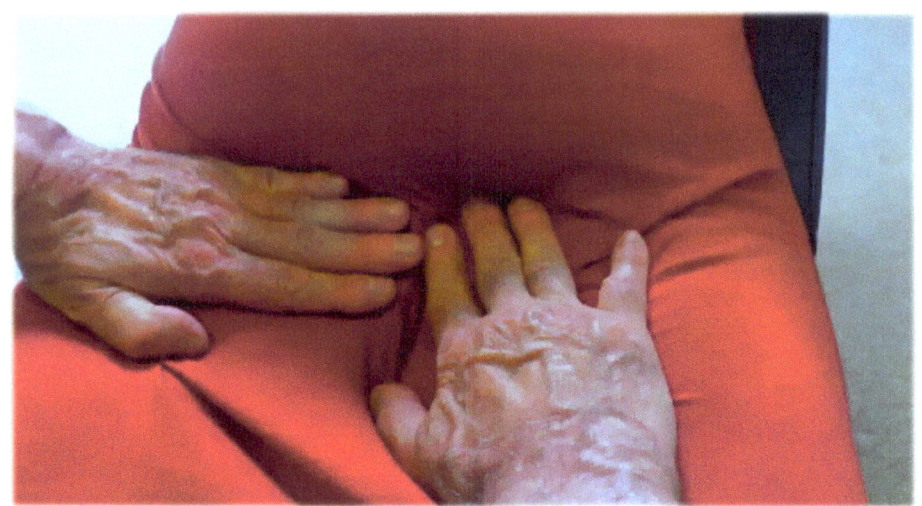

Figure 11 LES MAINS DE L'AIDE SUR LA SYMPHYSE PELVIENNE ANTÉRIEURE

Les mains de l'aide palpent (sentent ou touchent) la surface antérieure des os iliaques. Parfois la mère est si grosse qu'elle n'est pas capable de sentir ses propres os iliaques. L'aide devrait le faire et prendre note s'il y a un désalignement ou de la douleur.
L'objectif est de réduire le désalignement et la douleur.

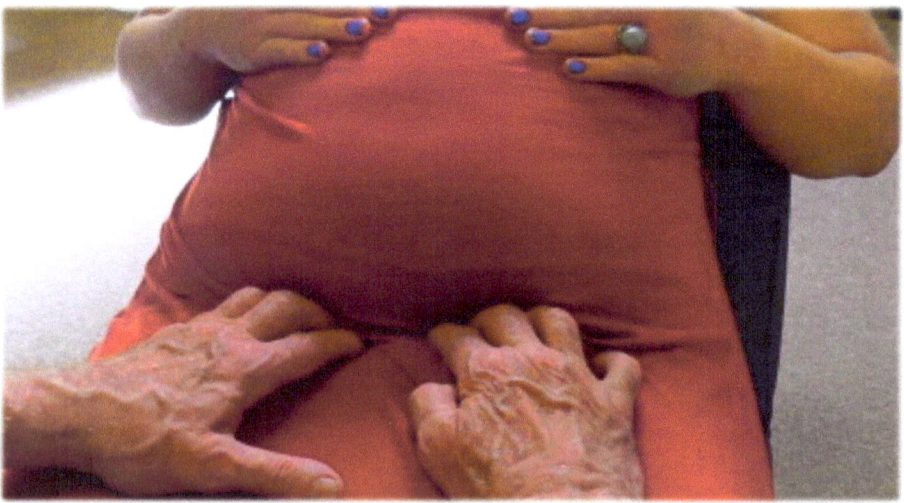

Figure 12 LES MAINS DE L'AIDE SUR LES OS ILIAQUES SUPÉRIEURS

Les doigts de l'aide palpent le haut des os iliaques pour évaluer s'il y a un désalignement. Veuillez noter que la main sur le côté gauche du patient est plus élevée.

Les manœuvres se concentrent sur réduire ou éliminer la douleur à la symphyse pelvienne en réalignant les os iliaques. S'il y a une sensibilité et de la douleur, vous devez prendre note du côté postérieur (ou arrière) des deux os et ensuite de l'épine iliaque antéro-supérieure la plus élevée des deux. Demandez à la mère de toucher le haut de ses os iliaques *(voir la figure 10)*. L'aide pourrait devoir vérifier le désalignement *(voir la figure 11)*.

MANŒUVRES POUR RÉALIGNER

Tirer sur la jambe/Pousser sur l'os iliaque

Le côté plus élevé (ou supérieur) sera le côté sur lequel tirer. La mère tiendra son autre jambe droite contre la hanche de l'aide, l'aide tient la jambe opposée par le haut du mollet (juste sous le genou) et par la cheville. Ce processus est accompli lentement, fermement et de manière répétée en notant les réactions de la mère.

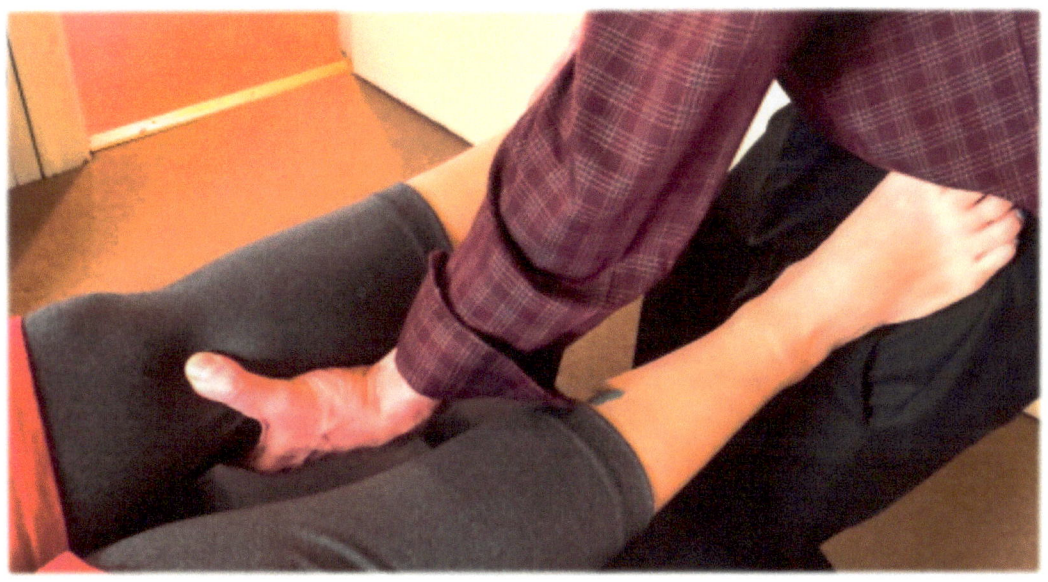

Figure 13 TIRER SUR LA JAMBE

Effectuer cette manœuvre plusieurs fois plutôt que tout d'un coup permet de réduire les forces. Cette procédure est effectuée jusqu'à ce que les dessus des os iliaques soient de niveau et que la douleur disparaisse.

Une alternative à tirer sur la jambe est de pousser sur la hanche (voir la figure 14). L'aide touche la crête iliaque et le dessus de l'os de la jambe. Il faut pousser vers les pieds. Pousser l'os iliaque peut être effectué au cours de l'accouchement si tirer la sur la jambe est inconfortable ou n'est pas pratique.

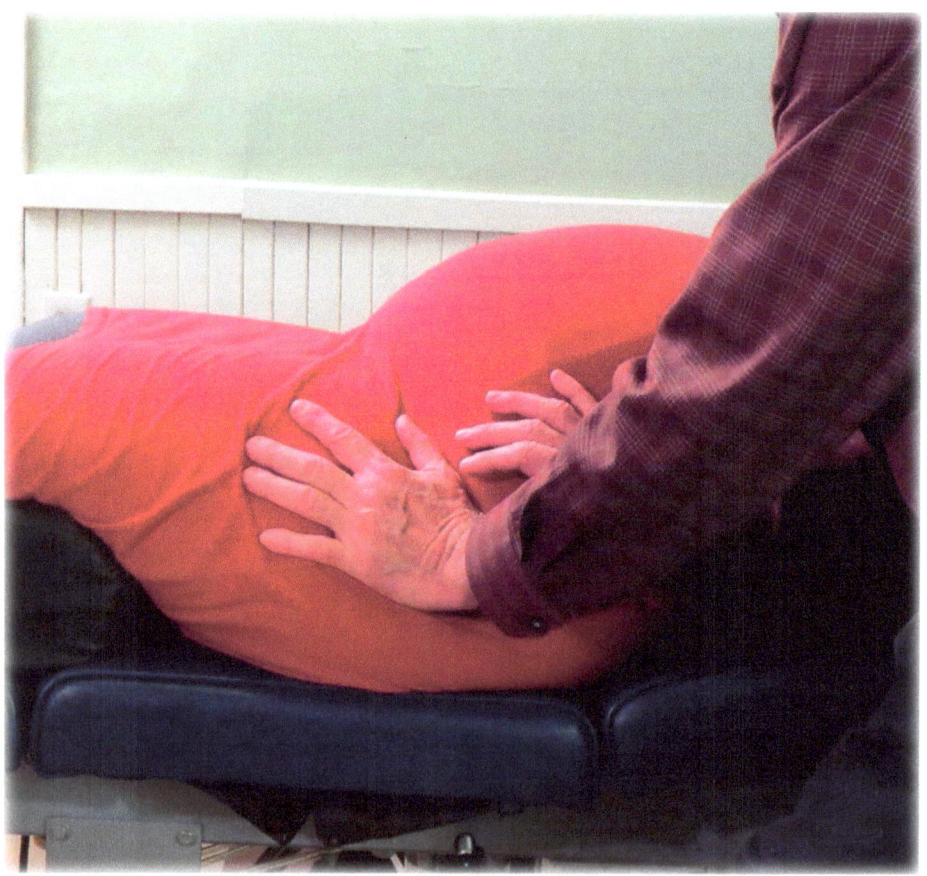

Figure 14 POUUSER SUR L'OS ILIAQUE

L'aide touche au dessus de la crête de l'os iliaque et au dessus de l'os de la jambe, poussant vers les pieds.

Pousser de Revers

Un petit coussin sera placé sous le côté **opposé** avant *(voir la figure 15)*. Les mains de l'aide sont placées sur la cuisse et la hanche du côté avant et poussent doucement vers la table (ou de manière postérieure) à un angle vers la ligne centrale de la mère *(voir la figure 16)*.

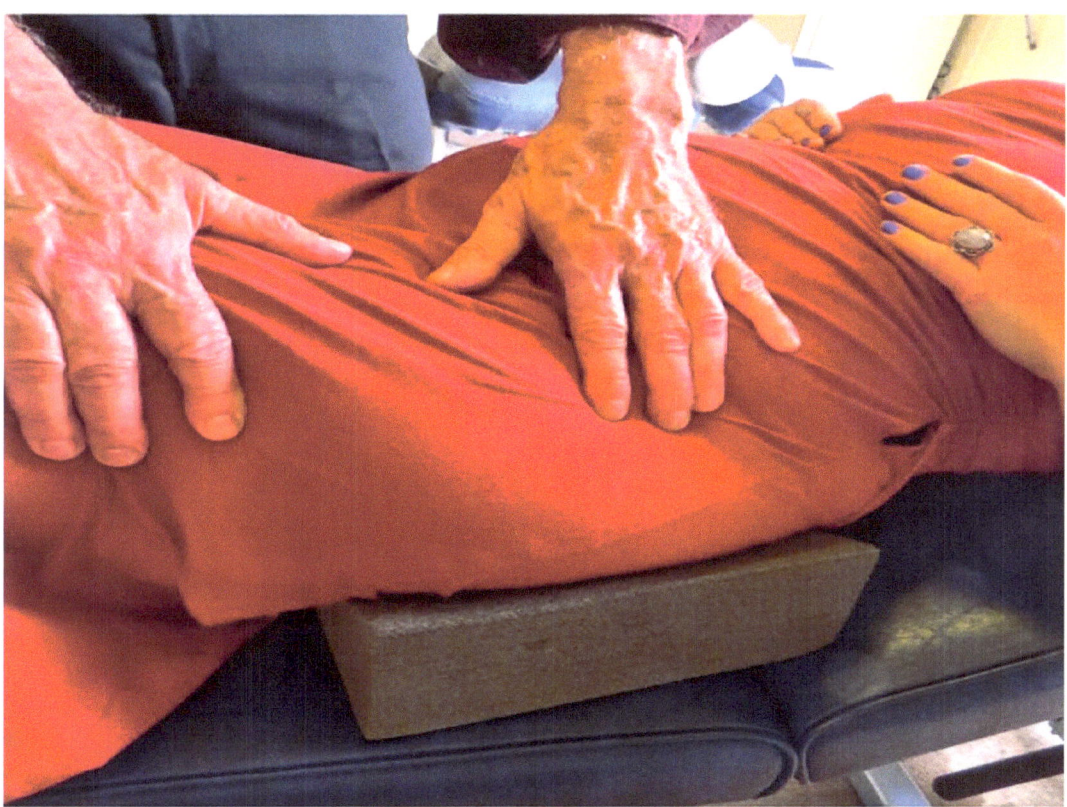

Figure 15 LA MISE EN PLACE POUR POUSSER SUR L'OS ILIAQUE
La mère aura le coussin sous le côté postérieur ou arrière.

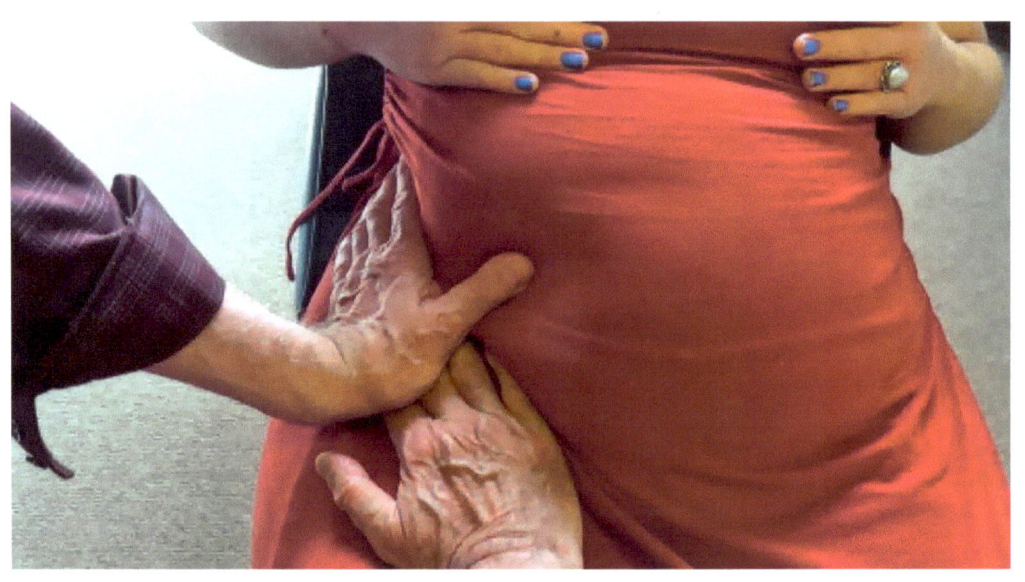

Figure 16 POUSSER SUR L'OS ILIAQUE

Pousser délicatement de manière répétée sur le côté qui est en avant vers le dos de la mère à un angle vers la ligne centrale.

RÉÉVALUER

Il faut tirer sur la jambe et pousser de revers jusqu'à ce qu'une évaluation de la symphyse pelvienne soit sans douleur et de niveau *(voir la figure 17)*. Veuillez comparer la figure 10 à la figure 20. J'admets que ceci peut être assez subtil, particulièrement à mesure que les soins progressent. La sensibilité à la douleur et une capacité de mouvement limitée sont des indications de garde causée par la détresse aux articulations.

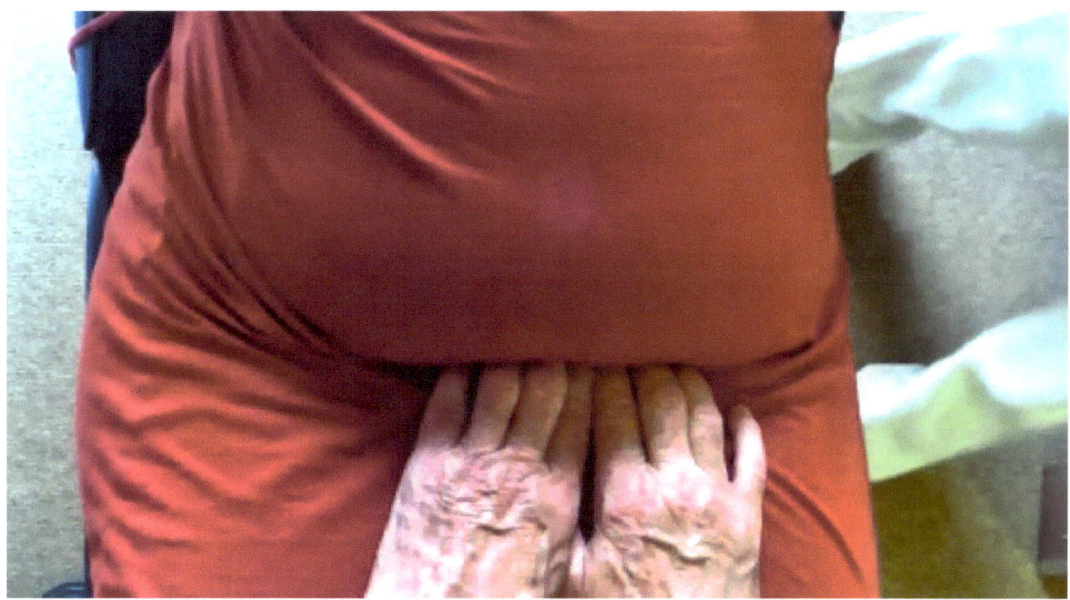

Figure 17 RÉÉVALUER APRÈS AVOIR REMIS DE NIVEAU

Les os iliaques alignés. Les mains de l'aide parcourent une articulation qui est alignée, lisse et n'est pas sensible à la douleur.

L'objectif est que les os iliaques soient alignés. Soyez compréhensif ; enlevez autant de douleur que possible. Nous avons besoin que les parties en haut et à l'avant des os iliaques soient parfaitement de niveau. Nous voyons ici que la patiente se fait évaluer pour un désalignement du devant vers l'arrière (ou un désalignement antérieur-postérieur). L'image montre une symphyse pelvienne alignée avec aucune sensibilité à la douleur – ce qui est très différent de sa condition initiale.

Ceci est d'une importance critique ; le glissement vers le haut de l'os iliaque est le plus douloureux des désalignements. Quand les dessus des os pubiens sont de niveau, la paroi abdominale se détend. De plus, la mère sentira souvent le bébé se replacer sur la ligne centrale. Nous voyons ici une symphyse pubienne de niveau et aucune douleur.

Le déplacement de cette patiente était élevé du côté droit. Un ultrason pris récemment montre le bébé tiré du côté gauche. Quand son bassin a été remis de niveau elle a senti le bébé se déplacer au milieu de son abdomen.

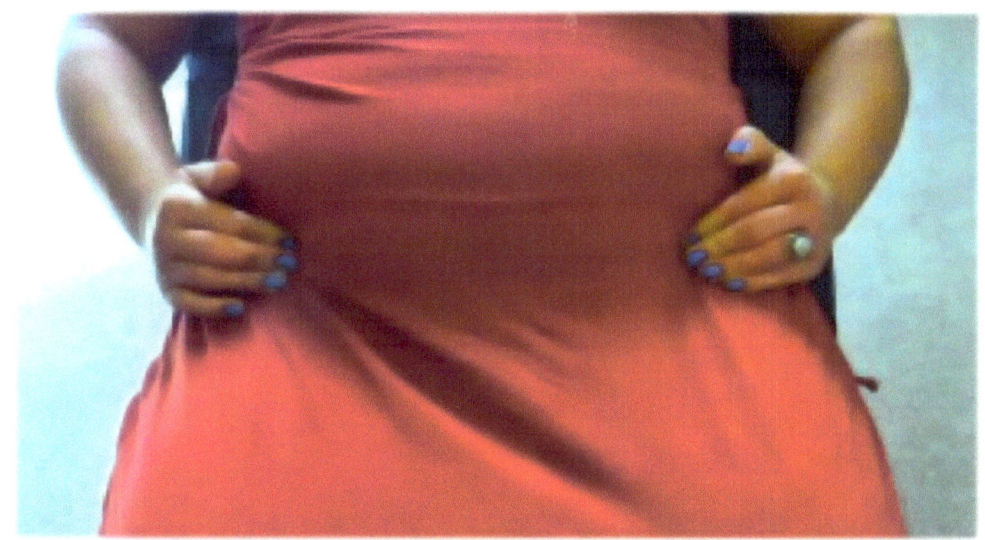

Figure 18 RÉÉVALUER LE CÔTÉ ÉLEVÉ OU SUPÉRIEUR

L'épine iliaque antéro-supérieure semble être bien alignée. Comparez aux figures 7 et 8 ci-dessous.

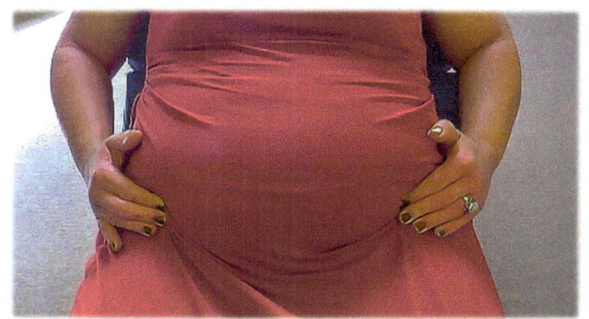
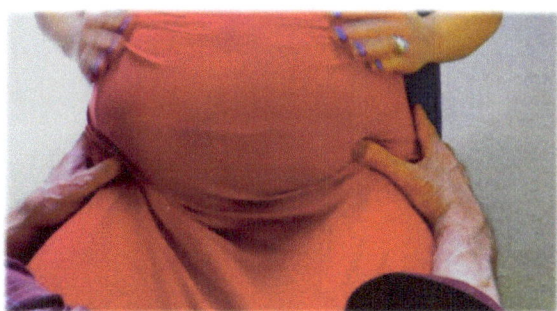

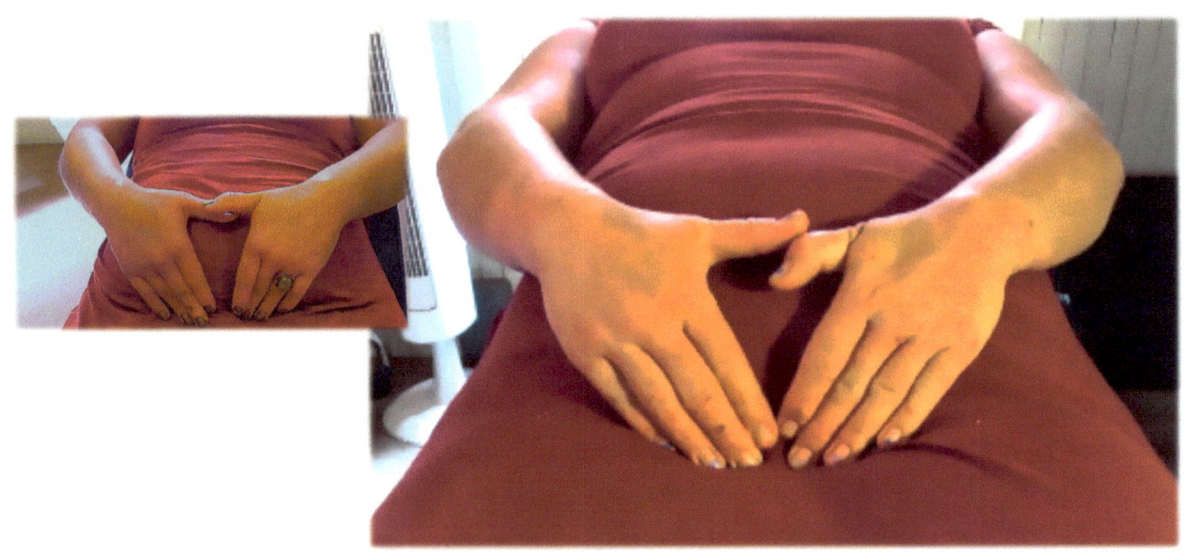

Figure 19 SECONDE AUTOÉVALUATION DE LA SYMPHYSE PUBIENNE ANTÉRIEURE

La patiente peut toucher la surface antérieure de sa symphyse pubienne en cherchant pour de la sensibilité au touché, de la douleur ou des signes de désalignement. Il n'y a aucune douleur pour la mère à ce stade. Comparez à la figure 9 (gauche).

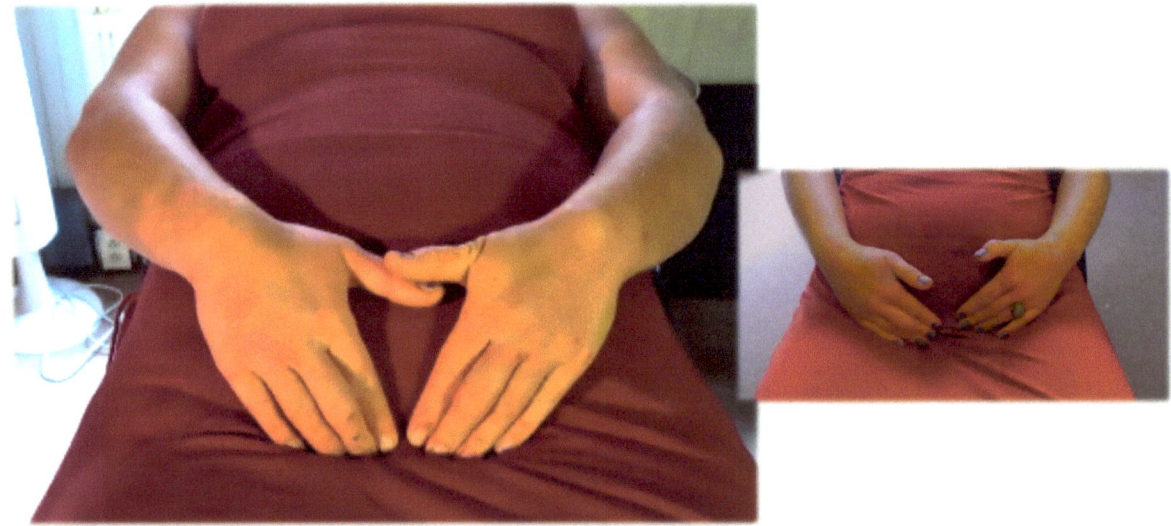

Figure 20 SECONDE AUTOÉVALUATION DE LA SYMPHYSE PUBIENNE SUPÉRIEURE

Cette mère peut autoévaluer le déplacement supérieur de sa symphyse pubienne bien qu'il soit possible qu'elle ne puisse plus le faire en stage de grossesse avancée. Comparez à la figure 10, (droite).

THÉRAPEUTIQUE DU BASSIN DE LA FEMME ENCEINTE

Ce qui se produit avec la plupart des femmes enceintes avec des problèmes de douleur et de mobilité durant la grossesse est que leur utérus se trouve sur le côté élevé (tel que déterminé par une évaluation) et par conséquent, le bébé se déplace de ce côté. Selon l'angle du bassin, ce déplacement pourrait mettre le fœtus en contact avec le grand muscle psoas. Ce muscle lève la jambe. Certaines mères auront de la misère à marcher ou à se tenir debout.

La mère peut apprendre comment faire une autoévaluation et surveiller ses comportements et les désalignements qui en résultent. La patiente dans la photo a deux enfants et est enceinte pour son troisième. Elle pourrait se blesser de plusieurs manières. Nous avons plusieurs objectifs avec ces protocoles.

1. Nous voulons que le ou la partenaire, ou quiconque fournit de l'aide, tire sur la jambe ou pousse de revers pour maintenir le bassin de niveau. Une des raisons principales est d'aider la mère. Elle doit être capable de marcher comme d'habitude avec le moins de douleur possible. Voici la règle universelle : **si maman n'est pas heureuse, personne n'est heureux.**

2. Nous voulons que le bébé soit confortable, profitant du mouvement de sa mère se promenant et menant une vie active, comme il en a besoin. Le bébé s'épanouit sous de telles conditions et quand la mère est en détresse, le bébé aussi est en détresse.

3. Le partenaire ou la partenaire doit savoir comment maintenir le bassin de la mère de niveau, non seulement pendant la grossesse mais à travers le travail et l'accouchement aussi

Je crois que la plupart des problèmes éprouvés au cours du travail et de l'accouchement sont causés par le fait que la mère n'est pas de niveau ou que le bassin est désaligné. Nous savons que les sages-femmes et les obstétriciens/gynécologues ne comprennent pas le bassin qui n'est pas de niveau et sa relation au travail et à l'accouchement. Selon notre expérience, pour beaucoup de patientes qui ont un bassin de niveau, l'accouchement peut se faire assez rapidement.

Nous recommandons de mettre le bassin de niveau trois fois par jour si possible : En se réveillant le matin, en après-midi ou le plus tôt possible dans la soirée, puis une autre fois juste avant de se coucher. Comme règle générale, au cours du troisième trimestre de grossesse je recommande d'éviter de s'asseoir sur des divans mous ou sur le plancher, ou sur n'importe quelle surface où vous vous enfoncez ou où vous devez vous tordre et grimper pour pouvoir vous lever debout. Ceci pourrait signifier que vous devrez cesser de prendre des bains. Vous devez gérer un bassin instable et des modifications de comportements personnels sont nécessaires. Il est préférable que la patiente s'asseye sur une chaise ou un tabouret ou qu'elle prenne les coussins du divan pour les placer sur une chaise de cuisine pour que ses hanches soient plus élevées que ses genoux. Ceci est particulièrement important si la patiente souffre aussi de blessures aux poignets, aux mains ou aux épaules. Pousser et gérer ses changements de positions dans la période avancée de sa grossesse est un facteur qui peut créer d'autres blessures au haut du corps.

L'instabilité pelvienne (si présente avant la grossesse) pourrait être un problème qui dure pour la vie. Veuillez noter que la présence de l'hormone relaxine influencera la stabilité pelvienne pour des semaines ou des mois après l'accouchement. Cette période se prolonge avec chaque grossesse. L'effort supplémentaire de s'occuper d'un bébé, puis d'un enfant, peuvent être propices pour que la patiente souffre de douleur chronique.

UNE ANECDOTE

Il y a de cela quelques années, ma fille Rachel est arrivée à la maison que nous louons à la plage et elle ne pouvait pas sortir de la voiture sans aide. Elle devait accoucher quatre jours plus tard. Elle pouvait à peine se tenir debout ou marcher. Comme elle se déplaçait vers la porte avant, je l'ai redirigée vers le trottoir le long du côté de la maison pour que nous puissions nous rendre à la terrasse à l'arrière où une table chiropratique l'attendait. Elle a eu besoin d'aide pour se rendre à la table. Nous l'avons placée couchée sur le dos en position inclinée *(voir la figure 6)*. Je l'ai ensuite évaluée et j'ai demandé à son conjoint, Randall, de confirmer mon évaluation. Rachel était en détresse aiguë et sa symphyse pelvienne était sérieusement désalignée. Palper ses épines iliaques antéro-supérieures a démontré qu'elle était plus élevée du côté gauche et palper sa symphyse pelvienne a démontré que son côté droit était antérieur. Ensuite, j'ai montré à Randall comment tirer sur la jambe sur son côté gauche et comment pousser de revers sur son côté droit. Il a répété les manœuvres cinq à six fois, puis il a revérifié la symphyse pelvienne jusqu'à ce qu'il n'y ait plus de sensibilité au toucher et que les os soient alignés de manière antérieure (avant) et supérieure (en haut). Les épines iliaques antéro-supérieures étaient de niveau. Nous lui avons ensuite demandé de se tourner sur son côté droit pour s'asseoir. Veuillez noter qu'elle était élevée du côté gauche et nous ne voulions pas qu'elle mette la charge sur ce côté lorsqu'elle changeait de position ou qu'elle soulevait quelque chose. **C'est une question d'importance majeure en matière de thérapeutique.** Rachel pouvait maintenant se lever et marcher sans détresse. Elle s'est étirée les jambes et les genoux quelques fois et a déclaré qu'elle allait bien, puis ils sont allés promener sur la plage. Je me suis assuré que Randall se pratique quelques fois de plus au cours de la fin de semaine. Elle a commencé son travail mardi matin et a accouché huit heures plus tard. Elle a eu un accouchement naturel sans difficultés. Peu après, quand je suis arrivé, on m'a dit que Randall avait beaucoup aidé Rachel.

Avec environ cinq minutes de formation et quelques sessions pour se pratiquer, Randall a été capable d'apprendre ces techniques faciles et d'aider Rachel à éviter beaucoup de douleur avant, durant et après son accouchement.

UNE AUTRE ANECDOTE

Gina est venue à notre bureau en janvier 2015. Elle se plaignait principalement de douleur à la cheville, au pied et à la jambe de son côté droit. Elle se plaignait aussi de douleur chronique au bas du dos et de menstruations extrêmement douloureuses lui causant d'être obligée de s'absenter du travail de quatre à six jours par mois à cause de saignement abondant et de douleur. Elle nous a aussi dit que quand elle avait treize ans (elle en a maintenant 34) elle s'est fait dire qu'elle avait un utérus bifurqué et qu'elle ne pourrait jamais avoir d'enfants. Elle venait d'adopter son second enfant qui avait un an et elle avait déjà adopté un enfant de trois ans et demi. Nous avons commencé à lui donner des traitements, adressant tous ses problèmes incluant mettre son bassin de niveau. Ses os pubiens étaient très sensibles et asymétriques. En avril elle m'a confié que sa douleur menstruelle était réduite de beaucoup. En juin elle m'a dit qu'elle n'avait ressenti aucune douleur pendant ses règles, incluant sa douleur au bas du dos. En août elle est venue au bureau, s'est arrêtée dans le cadre de porte et a déclaré : *« **Dr Ruch je suis enceinte et c'est entièrement de votre faute !** »*

Danielle est née en mars 2016.

Ces manœuvres peuvent servir pour garder la mère heureuse, mais peuvent aussi servir pour gérer la douleur chronique au bas du dos, les menstruations douloureuses et l'infertilité.

L'AUTEUR

Le Dr William Ruch est en charge d'une pratique chiropratique privée depuis plus de trente ans. Il a obtenu son baccalauréat ès sciences en biologie de l'Université de San Francisco en 1975, et a reçu son diplôme avec distinction du Life Chiropractic College West, à Hayward, en Californie, en septembre 1986. Le Dr Ruch est l'auteur de plusieurs articles scientifiques qui ont apparu dans des publications chiropratiques. Il est aussi l'auteur d'un manuel/atlas sur la physiopathologie rachidienne et pelvienne qui inclut la radiologie et des photographies d'études de dissections de cadavres. Du plus, il est l'auteur de chapitres traitant sur la neuroanatomie autonome du complexe de subluxation/désalignement vertébral, a publié plusieurs photographies radiographiques de spécimens de cadavres dans d'autres manuels, a développé plusieurs présentations vidéo et par diapositives, et il a même inventé un instrument médical breveté pour le syndrome du canal carpien et d'autres troubles causés par des microtraumatismes répétés.

www.ingramcontent.com/pod-product-compliance
Lightning Source LLC
Chambersburg PA
CBHW040412220526
45473CB00004B/1209